NOTE

SUR

LE TRAITEMENT DE L'ASCITE

PAR L'INJECTION IODEE

NOTE

SUR LE

TRAITEMENT DE L'ASCITE

PAR L'INJECTION IODÉE

PAR

M. DE DARVIEU

Interne des hôpitaux de Lyon.

LYON

IMPRIMERIE D'AIMÉ VINGTRINIER

Rue Belle-Cordière, 14

1866

NOTE

SUR LE TRAITEMENT DE L'ASCITE

PAR L'INJECTION IODÉE

Dans une des dernières séances, la Société fixait son attention sur un cas observé et rapporté par M. Guyénot. Il s'agissait d'un épanchement pleurétique qui avait nécessité la thoracentèse ; un peu plus tard, l'épanchement était devenu purulent, et une seconde thoracentèse était suivie d'une injection iodée. S'appuyant sur la facilité de la récidive et sur la difficulté de modifier des parois fortement épaissies, profondément altérées, l'auteur de cette communication concluait à ne pas attendre cette complication pour agir sur la surface pleurale par l'injection iodée, alors que le liquide de l'épanchement est encore purement séreux. Ce fait suscita une discussion sur la facilité et les dangers de l'intoxication iodique. Il ne nous appartient pas d'entrer dans le débat, mais nous avons eu l'occasion d'observer un fait que nous croyons devoir produire, quelle qu'en soit l'interprétation.

Notre malade avait une ascite. La paracentèse et l'injection iodée ont été faites le 26 octobre 1865 ; depuis cette époque, le liquide ne s'est pas reproduit. Cette guérison peut-elle être considérée comme réelle et définitive? Nous pouvions l'espérer et nous légitimerons cet espoir, aujourd'hui nous sommes autorisés à l'affirmer; l'intérêt qui s'est d'ailleurs attaché à la précédente discussion nous détermine à ne pas différer cette lecture.

Au mois de mars dernier, en pleine santé, Jean C..., poêlier, a éprouvé des frissons légers « Il ne tremblait pas, » dit-il, mais il frissonnait », et pendant trois jours, il n'a pas pu se réchauffer. Puis sont survenus : dégoût des aliments et nausées ; le malade allait souvent à la garde-robe et n'avait pas de selles; ténesme et cuisson à l'anus; douleurs en ceinture, au-dessus de l'ombilic. Ces phénomènes ont été de courte durée. Quinze jours plus tard, le ventre avait considérablement augmenté de volume.

Le 6 octobre, le malade entre à l'Hôtel-Dieu dans le service de M. Guyénot (salle Sainte-Marie, nº 86). C'est un homme de 46 ans, assez maigre, d'une bonne constitution. Sa vie a été régulière, il n'a fait d'excès d'aucun genre.

Le ventre est tuméfié avec saillie de l'ombilic; la paroi abdominale est nacrée et luisante; la matité s'élève dans la région sus-ombilicale et, au-dessus, les intestins refoulés donnent un son tympanique; le flot du liquide est constaté. L'ascite, en un mot, est manifeste; l'épanchement est abondant.

Le visage est pâle, les yeux sont un peu cernés. La peau est fraîche et sèche; toute transpiration est absolument supprimée depuis longtemps. L'urine est rare et limpide. Les battements du cœur sont normaux; les vaisseaux du cou ne présentent pas de souffle. La respiration est libre, quoiqu'il y ait un peu de toux avec expectoration séro-muqueuse aérée et que l'examen du thorax révèle quelques râles muqueux disséminés, sans emphysème.

Les régions malléolaires sont légèrement œdématiées, mais cet œdème ne s'est montré que deux mois après l'ascite. Le visage n'en a jamais présenté, nous n'avons jamais eu à noter la moindre infiltration palpébrale, pas même le matin. L'examen des urines a été fait plusieurs fois, sans jamais déceler d'albumine.

Cette ascite n'était donc pas la conséquence soit d'un obstacle à la circulation, soit d'une néphrite albumineuse. Devions-nous accuser l'anémie ou un état particulier du sang favorable aux suffusions séreuses? Ces suffusions auraient été multiples, et les antécédents auraient différé de ceux qui nous été racontés.

La tuberculisation mésentérique ne pouvait pas même être soupçonnée. Il nous restait à examiner au point de vue pathogénique la cirrhose, les troubles des fonctions de la peau et la péritonite subaiguë.

La cirrhose était la lésion à laquelle nous avions pensé tout d'abord, à la simple inspection du malade, et nous étions revenu à cette idée après avoir éliminé les autres causes possibles d'ascite. Le développement anormal des veines tégumenteuses de l'abdomen semblait rendre ce diagnostic plus certain; cependant rien dans les antécédents ne rendait probable la lésion du foie. Jean C... vivait sobrement; loin d'abuser des boissons alcooliques, il en avait à peine usé lorsque l'occasion s'en était présentée, c'est-à-dire à des intervalles très-éloignés. Il n'avait pas eu ces hémorrhagies fréquentes qui doivent éveiller l'attention sur la cirrhose. Les urines ne laissaient pas déposer de sédiments ammoniacaux. Il avait eu des troubles digestifs, des nausées, de la constipation. Mais ces troubles avaient été précédés de frissons ; c'était au mois de mars ; nous devions donc songer plutôt à la fièvre catarrhale qu'à toute autre maladie. Peu de temps après, apparition d'autres symptômes propres à caractériser la dyssenterie. Un seul phénomène pouvait donc faire penser à la cirrhose : le développement des veines sous-cutanées abdominales. Mais cette circulation supplémentaire n'était pas due à cette veine, étudiée par MM. Robin et Sappey, qui apporte le sang de la veine porte dans l'épigastrique, et par là dans le système de la veine cave inférieure, c'était une anastomose directe entre les veines de la paroi thoracique et l'épigastrique, anastomose qui ramenait dans la veine cave supérieure le sang du membre inférieur. On ne pouvait donc y voir que la compression de la veine cave inférieure, compression que l'abondance de l'épanchement intra-péritonéal suffisait à expliquer.

Pouvions-nous invoquer une suppression de la transpiration ? Les frissons avaient été les premiers accidents; pendant trois jours, le malade n'avait pu se réchauffer ; cette interprétation serait donc permise, s'il n'y en avait une autre, au moins aussi logique. Nous avons parlé des douleurs en ceinture, du ténesme, des envies fréquentes d'aller à la garde-robe sans résultat, nous avons caractérisé la dyssenterie. L'inflammation d'un organe ne se propage-t-elle pas au tissu cellulaire d'enveloppe et à la surface séreuse? Si ce fait, généralement admis, avait besoin d'être confirmé, nous pourrions citer un cas d'adhérences péritonéales consécutives à la dyssenterie que nous avons observé à l'hôpital de la Croix-Rousse, dans le service de M. Drutel ; toute autre position que la flexion du tronc occasionnait de vives douleurs. L'inflammation de l'intestin peut gagner le péritoine.

Si cette inflammation est subaiguë, si elle ne produit que des phénomènes mal accentués, elle est bien de nature à s'accompagner d'un épanchement séreux abondant. La péritonite aiguë a d'autres produits, et cette proposition n'est pas exagérée : plus l'inflammation est intense, plus la péritonite est aigue, moins est probable la collection séreuse.

Le diagnostic fut donc : ascite consécutive à une péritonite subaiguë. Au moment où le malade fut examiné pour la première fois, les phénomènes primitifs avaient depuis longtemps disparu ; il ne restait que l'ascite.

Les diurétiques, les purgatifs drastiques et salins furent tour à tour employés. Le 26 octobre, le volume et la tension étaient plus marqués. La ponction fut pratiquée et l'examen de l'abdomen, fait alors dans de meilleures conditions, donna un résultat négatif. Il s'écoula un liquide séreux, citrin, contenant de petits grumeaux blanchâtres. La présence de ces grumeaux albumineux démontrait que l'inflammation de la séreuse avait été un des éléments de la maladie et confirmait le diagnostic. Vers la fin de l'écoulement, le malade fut couché sur le côté, et quand il ne resta plus dans le péritoine que le liquide que des pressions ménagées unies à la position déclive n'avaient pu faire écouler, l'injection suivante fut faite :

Teinture d'iode............	30	grammes.
Iodure de potassium.......	6	»
Eau distillée..............	150	»

Ce liquide fut laissé dans la cavité séreuse. Quelques minutes après, il y eut des douleurs abdominales très-vives et une érection très-forte. Le soir, les traits étaient tirés, le pouls était très-petit, à 120. (Le matin, avant la paracentèse, nous avions noté 80 pulsations.) Les douleurs persistaient, quoique moins vives. Le ventre avait conservé sa souplesse. La chaleur était modérée, la langue humide. Il n'y avait pas de douleur à l'épigastre; ni faim ni soif anormales; ni chaleur ni âcreté au gosier; aucun trouble nerveux, rien, en un mot, qui puisse se rapporter à l'iodisme.

Acétate de morphine, 0,01.

Le lendemain 27, même état.

Le 28, les douleurs avaient cessé; le pouls s'était relevé à 110.

Le 30, il ne restait plus rien. Le pouls était à 80; le ventre était indolent à la palpation. Depuis la ponction, il n'y avait pas eu de selle.

Le malade sortit du service le 15 novembre; il est de nouveau examiné le 25, et rien ne fait prévoir la reproduction du liquide.

En comparant cette observation à celles du professeur Dieulafoy, reproduites dans la thèse de M. Gouzy (Paris 1863), on voit que les phénomènes d'irritation péritonéale ont été moins intenses dans ces dernières; ils se sont bornés à des douleurs de courte durée et à « un accès de fièvre. » Notre malade a eu des douleurs très-vives, et le pouls petit et fréquent des affections abdominales; et cependant ces phénomènes, alarmants, si nous ne nous y étions attendu, se sont dissipés d'eux-mêmes; le troisième jour, les douleurs avaient cessé; le cinquième, il n'y avait plus de fièvre. Le ventre n'avait jamais été météorisé; après la guérison, la souplesse, la mobilité étaient conservées. L'injection iodée avait, comme dans la plupart des cas, produit une modification de la surface exhalante plutôt qu'une inflammation adhésive ; cependant il devait y avoir quelques adhérences peu étendues, car le malade éprouvait une légère pesanteur dans le ventre et des tiraillements très-supportables, mais seulement dans l'extension forcée du tronc.

La pratique de M. Dieulafoy nous a engagé à laisser dans le péritoine le liquide injecté. Ce chirurgien le retire après l'avoir laissé deux ou trois minutes en contact avec la séreuse ; mais aussi il a toujours vu la récidive, du moins dans celles de ses observations que nous connaissons, et il n'a obtenu une cure radicale qu'après plusieurs injections. Nous désirions mieux ; le bon état général permettait plus d'espoir avec un peu plus d'audace.

M. Boinet, lui aussi, retire le liquide injecté, mais il renouvelle plusieurs fois l'injection dans la même séance ; il fait une espèce de lavage. Notre manière de faire expose plus que celle de M. Boinet à l'absorption ; mais l'action locale de l'iode est plus assurée. Nous sommes forcé de faire ici une digression sur la question chimique.

Les meilleurs renseignements nous ont été fournis par la thèse de M. Droppet (Paris 1863) dédiée à Velpeau. En voici brièvement les conclusions : 1° L'iode n'agit sur la séreuse que par son contact immédiat, c'est-à-dire précipité de sa solution ; 2° l'iode, soluble dans l'alcool concentré, est insoluble dans l'alcool dilué, et l'eau ajoutée par Velpeau à la teinture d'iode précipite l'iode et détermine son contact avec la séreuse sur laquelle il doit agir. Si telle est la vérité, le procédé de M. Boinet nous semble passible d'une objection : ou bien l'iode est précipité et le véhicule seul est retiré, ce dont nous ne comprenons pas l'utilité, ou bien une partie de l'iode non encore précipitée est retirée avec le liquide, c'est même le cas le plus général; mais pourquoi l'injecter si on doit la retirer et s'opposer à son action. Le but thérapeutique n'est atteint qu'à une condition, c'est que l'iode, nous le répétons, irrite ou enflamme la séreuse par son contact; il faut qu'il se dépose, mais s'il se dépose, l'absorption est inévitable.

Une autre question se présente. Lugol fit entrer dans l'injection iodée de l'iodure de potassium. M. Boinet emploie et préconise l'injection ainsi modifiée; c'est aussi celle dont nous nous sommes servi. Toutefois, nous ne pouvons nous empêcher de reconnaître que, malgré le succès, cette conduite ne doit pas être un exemple, car nous avons besoin de la précipitation de l'iode, et nous agissons précisément comme si nous tenions à l'empêcher. Un fait notoire, en effet, c'est que l'iode est soluble dans l'iodure de potassium.

Quoi qu'il en soit de l'exactitude de ces données chimiques, nous avons exposé les motifs de notre conduite et le résultat des phénomènes de péritonite artificielle, assez intenses, mais de courte durée, et la guérison qui s'est maintenue (1). Il ressort, en outre, de notre observation que l'absorption de l'iode (2 gr. 32) n'a produit aucun phénomène appréciable. Nous prévoyons une objection qui est juste : Il est resté dans l'abdomen de la sérosité et, par conséquent, des bases alcalines avec lesquelles l'iode a formé des iodures alcalins. Cette combinaison peut expliquer l'innocuité de l'absorption, car, d'après les expériences de MM. Bouchardat et Stuart Cooper, les iodures alcalins portés dans le système circulatoire agissent comme composés alcalins et non comme composés iodiques.

(1) Le malade, revu le 23 février 1866, se portait très-bien.

M. Teissier laisse du liquide dans le péritoine, afin de mettre toute la surface à modifier en contact avec l'injection. Malgré les succès qu'a obtenus notre professeur de clinique, nous croyons ne pas devoir suivre son exemple. Que l'iodure de potassium soit introduit dans l'abdomen, ou qu'il s'y forme, l'inconvénient est le même. Nous avons donc laissé aussi peu de sérosité que possible, persuadé que, malgré soi, on en laisse toujours trop.

www.ingramcontent.com/pod-product-compliance
Ingram Content Group UK Ltd.
Pitfield, Milton Keynes, MK11 3LW, UK
UKHW021020220726
13924UKWH00001B/92

9 782019 240073